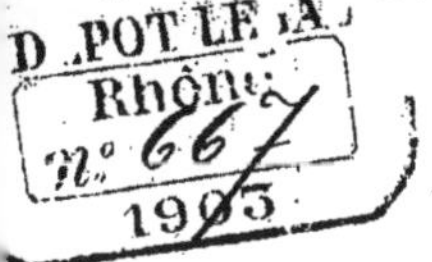

Dr Raymond PEYRE

Médecin Stagiaire au Val-de-Grâce.

Symbiose actinomycosique

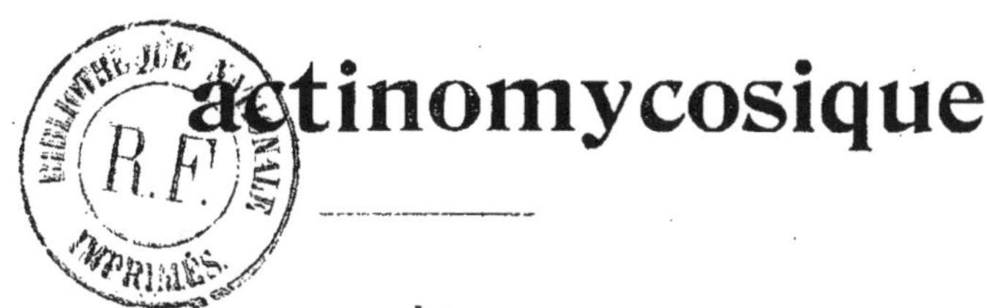

La

Symbiose morphologique et fonctionnelle
de l'Actinomyces
éclairée par quelques autres symbioses microbiennes

« Il se faut entr'aider : c'est la loi de nature »
(La Fontaine)

LYON. — IMP. A. REY

SYMBIOSE ACTINOMYCOSIQUE

LA

SYMBIOSE MORPHOLOGIQUE ET FONCTIONNELLE

DE L'ACTINOMYCES

Éclairée par quelques autres symbioses microbiennes

SYMBIOSE ACTINOMYCOSIQUE

LA

SYMBIOSE MORPHOLOGIQUE ET FONCTIONNELLE

DE L'ACTINOMYCES

Éclairée par quelques autres symbioses microbiennes

PAR

Le Dr Raymond PEYRE

Médecin Stagiaire au Val-de-Grâce.

LYON

A. REY & Cie, IMPRIMEURS-ÉDITEURS DE L'UNIVERSITÉ

4, RUE GENTIL, 4

1903

A LA MÉMOIRE DE MA MÈRE

A LA MÉMOIRE DE MES GRANDS-PARENTS

A MA GRAND'MÈRE

Hommage de tendre affection.

A MON PÈRE

Le premier, le meilleur de mes maîtres. En témoignage de tout mon respect.

A MA SŒUR CHÉRIE

Qui sut être ma seconde mère, je dédie ce modeste travail, hommage infime de ma plus vive tendresse et de ma reconnaissance profonde pour son infini dévouement.

A MES PARENTS

A TOUS CEUX QUE J'AIME

AU GOUVERNEMENT
de la République Française

AU MINISTRE DE LA GUERRE

A MES MAITRES
des Facultés de Montpellier et de Lyon

A mon Président de Thèse

MONSIEUR LE PROFESSEUR PONCET

Ex-Chirurgien en chef de l'Hôtel-Dieu,
Professeur de Clinique chirurgicale,
Membre correspondant de l'Académie de Médecine.
Officier de la Légion d'honneur.

Que ce Maître éminent, dont nous sommes heureux et fier d'avoir été l'élève durant trois années, veuille bien nous permettre de lui adresser nos plus sincères remerciements, avec l'hommage de notre respectueuse reconnaissance pour le grand honneur qu'il nous a fait en acceptant la présidence de notre thèse.

A MONSIEUR LE DOCTEUR L. DOR

Chef du Laboratoire de la Clinique chirurgicale
de Monsieur le Professeur PONCET.

A lui revient l'honneur de l'idée première qui est le fond de ce travail. Qu'il lui plaise d'agréer l'hommage de notre respectueuse reconnaissance pour l'affabilité avec laquelle il nous a toujours accueilli et la confiance dont il a bien voulu nous honorer.

INTRODUCTION

Dans une leçon publiée par la *Presse Médicale* du 16 septembre 1903, M. le Dr L. Dor, chef du Laboratoire de la Clinique chirurgicale de M. le professeur Poncet, émet l'hypothèse que le parasite de l'actinomycose pourrait bien n'être autre chose qu'un lichen.

Cette hypothèse donne à la fois raison à ceux pour qui l'actinomyces est un streptothrix, c'est-à-dire une algue, et à ceux qui le considèrent comme un champignon : tout le monde sait, en effet, que les lichens sont des végétaux produits par l'association d'un champignon avec une algue.

D'autre part, cette conciliation entre des opinions si contradictoires n'est pas le seul mérite de l'hypothèse de M. Dor ; elle permet, en effet, comme nous le verrons par la suite, d'expliquer de façon très satisfaisante la signification, jusqu'à ce jour bien douteuse et bien discutée, des éléments constitutifs de l'actinomyces et d'éclaircir certains points encore obscurs de la biologie de ce parasite.

Quoi qu'il en soit, c'est en entendant M. le Dr Dor exposer dans l'amphithéâtre de M. le professeur Poncet cette théorie aussi neuve et originale qu'ingénieuse, sur le microbe de l'actinomycose, que nous fûmes convaincu de son bien-fondé par la netteté des arguments qui nous furent fournis.

M. Dor, dont la haute compétence est si connue, sur tout ce qui concerne les choses de la bactériologie, et l'actinomycose en particulier, a bien voulu nous honorer de sa confiance en nous permettant de reprendre et de développer ici cette idée qui est sienne.

Tel est le but de ce modeste travail. Mais, à propos de l'actinomyces, nous voudrions également essayer de montrer que les associations microbiennes, dont le rôle est si important dans l'étiologie de la plupart des maladies infectieuses, peuvent être considérées aussi comme des symbioses, non pas sans doute au même titre que l'actinomyces, mais peut-être comme des symbioses à liens plus relâchés.

SYMBIOSE ACTINOMYCOSIQUE

LA

SYMBIOSE MORPHOLOGIQUE ET FONCTIONNELLE

DE L'ACTINOMYCES

Éclairée par quelques autres symbioses microbiennes

CHAPITRE PREMIER

Dans la lutte pour l'existence, les êtres vivants mettent en œuvre une foule de moyens différents d'attaque ou de défense : les uns, bien armés, luttent tout seuls ; d'autres, trop faibles séparément, se réunissent contre les ennemis communs. Les exemples de ces associations à bénéfices réciproques abondent dans le règne végétal, à tous les degrés de l'échelle ; on voit même souvent des êtres qui semblent aptes à se défendre eux-mêmes, demander ou, tout au moins, accepter le secours d'autres êtres beaucoup plus faibles qu'eux. C'est ainsi qu'un certain nombre d'arbres de nos forêts, le chêne, le hêtre, le châtaignier, etc..., et en général tous les représentants de la famille des Cupulifères, abritent et nourrissent dans la couche périphérique de leurs jeunes racines un champignon, le mycorhize qui, en retour, absorbe pour eux l'eau et les matières solubles du sol environnant[1].

[1] Frank, *Berichte der deutschen botanischen Gesellschaft*, 1885, III, p. 129.

Mais l'exemple peut-être le plus frappant d'association mutualiste, est celui des lichens. Ici le mutualisme, poussé à ses extrêmes limites, devient une symbiose, c'est-à-dire la fusion en une seule existence de deux existences distinctes, ou encore, comme le dit très bien Van Tieghem, la constitution d'une seule unité physiologique à l'aide de deux unités morphologiques.

Beaucoup d'associations microbiennes se rapprochent de la symbiose précédente ; très souvent, comme nous le montrerons, deux espèces bactériennes se réunissent et prospèrent mieux ensemble dans un milieu donné que si elles y végétaient séparément; elles forment ainsi par leur association une sorte de ménage; mais comparé aux lichens, c'est un ménage à liens plus lâches, de sorte qu'on pourrait donner au premier le nom de mariage, le consortium des botanistes, en réservant au second celui d'union libre.

Nous nous proposons d'étudier les exemples les plus frappants et les plus typiques de ces associations bactériennes, dont le rôle est si important dans l'étiologie des maladies infectieuses. Il est bien rare, en effet, qu'une espèce microbienne cause à elle seule le complexus morbide qui est la maladie; ces sortes de cultures pures sont l'exception; en général, la cause est multiple, et l'examen bactériologique révèle la présence de microbes différents. Il est des cas même où une seule maladie, bien définie, comme le tétanos, est provoquée par la réunion de plusieurs espèces, dont chacune prise séparément ne saurait avoir aucun effet, dans des conditions que nous préciserons chemin faisant.

Nous verrons aussi, au cours de cette étude, que le streptocoque, associé au bacille de Löffler, sait faire une maladie particulière, qui n'est ni la strepotoccie, ni la diphtérie; si particulière même qu'elle a pu être décrite comme une entité nosologique par des cliniciens aussi autorisés que Sevestre et Martin et, avant eux, par Barbier.

L'intimité qui peut exister dans les rapports de deux microbes nous apparaîtra plus clairement encore avec l'étude de l'angine de Vincent; ici nous verrons s'établir une sorte d'unité physiologique entre deux êtres, une symbiose fonctionnelle, sans que toutefois la fusion des deux organismes soit effectuée.

Enfin avec l'actinomycose nous aurons à étudier cette fusion des substances qui crée un être nouveau : à des exigences biologiques pressantes et bien définies correspond la tendance à l'association intime, et la constitution d'une symbiose vraie, comme celle qui nous est fournie par un lichen.

CHAPITRE II

TÉTANOS

L'agent animé qui produit le tétanos, le bacille de Nicolaïer, possède à un haut degré la faculté de s'associer à d'autres microorganismes pour fabriquer sa toxine et vaincre la résistance de l'hôte qui le loge; tandis que certains bacilles, inoculés dans un tissu sain, peuvent y prospérer avec leurs propres ressources, sans le secours d'aucun compagnon, il semble que cette solitude soit éminemment préjudiciable au bacille de Nicolaïer; il ne peut se passer des secours étrangers; c'est un microbe assez exigeant, auquel la vie n'est possible qu'auprès de voisins d'une autre espèce ou dans des conditions toutes particulières que nous préciserons bientôt.

Ce sont surtout les recherches de Vaillard en collaboration avec Vincent et Rouget, entreprises au laboratoire de bactériologie du Val-de-Grâce, qui ont fait le jour sur cette question. Les résultats de leurs expériences ont permis d'élucider ce qu'il y avait d'obscur dans le mécanisme de l'action du bacille tétanique seul et associé.

Ces expériences ont nettement établi les faits suivants :

D'abord les spores tétaniques pures et privées de toxine (cette dernière condition se trouve réalisée dans a nature, où les spores sont presque toujours à l'état de vie ralentie) ne peuvent pas se développer dans les tissus sains.

Pour le démontrer Vaillard et Rouget inoculèrent 30 cobayes, jeunes pour la plupart, avec 1/2 à 2/3 de centimètre cube de cultures datant de dix-huit jours à trois mois, chauffées pendant trente minutes à une température de 67° à 68° (ce chauffage était nécessaire pour détruire en grande partie la toxine contenue dans les spores et dans les bacilles ou adhérente à leur surface, et permettre d'éliminer la principale cause d'erreur qui aurait pu faire attribuer au développement de la culture un tétanos dont cette toxine serait seule responsable).

Un seul de ces animaux, âgé de deux mois, mourut tétanique ; l'examen du foyer d'inoculation permit d'établir que le tétanos n'avait pas été provoqué par la germination des spores.

Des 29 autres cobayes, 3 présentèrent une raideur passagère des muscles voisins du point d'inoculation, 26 ne manifestèrent aucun trouble appréciable.

« Cependant le nombre des spores injectées avait été considérable. On a recherché, en effet, par des ensemencements en gélatine, quelle était la proportion approximative des spores contenues dans le volume de culture inoculé, et, bien que la valeur de ces numérations ne soit pas absolue, les résultats qu'elles ont fournis ne méritent pas moins d'être cités. Les chiffres suivants ont été relevés pour divers essais :

1.734.000 spores	1.800.000 spores
1.156.000 —	2.456.000 —
1.222.000 —	1.600.000 —
1.568.000 —	1.565.000 —

Quel produit tétanigène recueilli dans le sol ou les plaies recèlera jamais autant de germes que ces volumes de culture inoculés impunément !

Les doses supérieures aux précédentes peuvent être mortelles. Un centimètre cube est parfois bien toléré, mais d'autres fois, et cela dépend surtout de la richesse de la culture employée, le tétanos survient. Alors, au point d'inoculation, on constate... que les spores sont restées à l'état de germes, inclus presque dans les leucocytes.

Nulle part, malgré l'examen le plus minutieux, on ne rencontre des bacilles filamenteux impliquant une végétation. Les spores n'ont pas évolué et cependant le tétanos s'est produit ; c'est que ces spores contenaient encore de la toxine active qui, diffusant dans la lymphe ambiante, a suffi pour provoquer la maladie...

Le cobaye qui ne résiste pas à l'inoculation d'un produit tétanigène provenant de la terre ou d'une plaie, tolère donc des milliers de spores lorsque celles-ci sont introduites pures dans un tissu sain ; on est bien fondé à dire que, dans ces conditions, les germes du tétanos sont incapables de prospérer[1]. »

Cette notion, d'une importance capitale, a été con-

[1] Vaillard et Rouget, Contribution à l'étude du tétanos (*Annales de l'Institut Pasteur*, 1892, p. 392-394.)

testée par Sanchez-Toledo ; mais ses expériences ne contredisent qu'en apparence celles de Vaillard et Rouget : le chauffage de ses cultures n'avait pas été suffisant pour détruire la toxine tétanique ; ses spores soi-disant pures « contenaient une telle proportion de poison actif que les animaux mouraient sidérés par une intoxication immédiate, laquelle n'avait rien de commun avec le tétanos consécutif à la végétation des germes. »[1]

On peut donc considérer comme bien établi et parfaitement démontré que des doses même très considérables de spores tétaniques pures et privées de toxine, inoculées dans un tissu sain, ne peuvent pas y germer et produire le tétanos chez l'animal en expérience.

Pourquoi cette inertie ?

Vaillard et Rouget ont découvert, par l'examen histologique des tissus au point de l'inoculation que « la pénétration des spores pures dans un tissu sain a pour effet immédiat de provoquer un afflux de cellules phagocytaires au point menacé ; celles-ci englobent rapidement les spores et les immobilisent dans leur protoplasma. On est naturellement porté à admettre une corrélation étroite entre ce phénomène et la préservation des animaux. Si les milliers ou les millions de spores lancées dans les tissus n'ont pu germer et produire le tétanos, n'est-ce pas uniquement parce qu'elles ont été réduites à l'impuissance par les leucocytes ? »[2]

[1] Vaillard et Rouget (*ibid.*, p. 395.)

[2] Vaillard et Rouget. Contribution à l'étude du tétanos (*Annales de l'Institut Pasteur*, 1892, p. 399).

D'ailleurs une analyse plus minutieuse de ces phénomènes a montré à Vaillard et Rouget que les leucocytes ne bornent pas leur action à immobiliser les spores tétaniques ; ils les détruisent suivant un mode comparable aux phénomènes de digestion intracellulaire. Cette digestion est plus ou moins rapide, certaines spores pouvant lui résister trois mois et plus.

Nous savons donc maintenant que si les spores pures ne germent pas, c'est par qu'elles exercent sur les phagocytes une attraction chimiotactique intense; avant qu'elles n'aient pu former leur toxine, qui repousse au contraire les phagocytes très énergiquement, ceux-ci ont le temps de les englober et de les digérer.

Mais qu'un obstacle s'oppose à l'arrivée des phagocytes (soit un épanchement sanguin dans les tissus fortement contusionnés ou dans une fracture, soit la présence de corps qui annihilent l'activité leucocytaire, comme l'acide lactique ou la triméthylamine) et aussitôt les spores tétaniques germent, produisant leur toxine qui, à son tour, contribue encore à paralyser ou même à chasser les phagocytes loin du foyer d'inocution. Il en résulte le développement du tétanos.

Il est un organisme, le *Micrococcus prodigiosus* qui favorise beaucoup l'infection tétanique. Par lui-même, ce microbe est incapable, lorsqu'il est injecté en culture à un cobaye, de provoquer une maladie quelconque. Roger a montré qu'on peut introduire dans les muscles de la cuisse ou sous la peau d'un lapin 1 et 2 centimètres cubes d'une culture de *Micrococcus prodigiosus* sans amener aucun trouble notable [1].

[1] Roger, *Les Maladies infectieuses*, p. 194, Paris, 1902.

Pas plus que le bacille de Nicolaïer, le *Bacillus prodigiosus* n'est pathogène pour le cobaye ou le lapin[1].

Eh bien, c'est précisément ce microbe, inactif à lui tout seul, qui, par sa présence à côté de spores tétaniques inactives aussi dans des tissus sains, permet à ces spores de résister victorieusement à l'attaque des phagocytes, de produire la toxine tétanique, de prospérer activement et d'engendrer le tétanos.

L'expérience suivante, due à Vaillard et Vincent, le démontre clairement :

« Un cobaye reçoit sous la peau de l'abdomen un mélange de 1/15 de centimètre cube de liquide renfermant des bacilles sporulés sans toxine et de 0 cc. 5 d'une culture de *Micrococcus prodigiosus* en bouillon datant d'un mois : trente-deux heures après débute un tétanos qui se généralise avec une extrême violence et provoque la mort dans la cinquantième heure qui suit l'inoculation[2]. »

Cette expérience fondamentale, très simple, facile à répéter, souvent reproduite par bien des expérimentateurs, ne laisse aucun doute sur les bénéfices que le bacille de Nicolaïer retire de son association avec le *Micrococcus prodigiosus :* ce dernier ne lui sauve-t-il pas la vie?

[1] Cependant il est prouvé que l'injection intraveineuse de IV ou V gouttes d'une culture de *Bacillus prodigiosus* provoque quelques troubles : somnolence, hyperthermie, perte d'appétit. Ces phénomènes sont passagers : en vingt-quatre ou quarante-huit heures ils se sont dissipés.

[2] Vaillard et Vincent, Contribution à l'étude du tétanos. (*Annales de l'Institut Pasteur*, p. 31, 1891).

Comment expliquer cette actiou bienfaisante du micrococque pour le bacille?

On peut hésiter entre les deux hypothèses suivantes: la culture du *Micrococcus prodigiosus* agit par les produits solubles qu'elle renferme, ou bien par les cellules vivantes du microbe.

« Cette dernière hypothèse, disent Vaillard et Vincent, paraît la plus plausible. En effet, si on associe les spores du tétanos à o cc. 5 du liquide résultant de la filtration sur porcelaine de la même culture du *Micrococcus prodigiosus*, l'injection de ce mélange au cobaye n'est pas suivie de tétanos. De même, si on emploie une quantité égale de cette culture chauffée pendant quatre minutes à 100° ou bien à 60° pendant une heure. Il y a donc, dans les cultures du *Micrococcus prodigiosus* un agent que le filtre arrête, que la chaleur détruit, et qui, ajouté aux spores du tétanos, facilite leur pouvoir pathogène. Cet agent paraît être le microbe lui-même, comme l'indique l'expérience suivante :

Une culture du *Micrococcus prodigiosus* âgée de trois jours, est lavée sur porcelaine par 2 litres d'eau stérile.., les produits solubles que le microbe a sécrétés sont ainsi éliminés. On mélange ensuite un peu de l'enduit retenu par le filtre à des spores tétaniques sans toxine (1/15 de centimètre cube) et le tout est injecté sous la peau d'un cobaye; soixante-douze heures après apparaissent les premiers signes d'un tétanos qui se généralise et tue l'animal le sixième jour après l'inoculation.

L'évolution de la maladie est ici moins rapide que dans le cas où le mélange a été fait avec une culture intégrale du *Micrococcus prodigiosus*, ce qui conduit à supposer que les substances élaborées par le microbe, la triméthylamine surtout, jouent aussi un rôle pour favoriser l'infection tétanique ; il n'en ressort pas moins, avec évidence, que l'action du microbe seul, dégagé de tout produit de sécrétion, suffit à produire les mêmes effets. Une conclusion s'impose : seules, les spores du tétanos ne pouvaient germer ; accouplées à un microbe, elles végètent et provoquent la maladie[1]. »

C'est donc moins par ses produits de sécrétion que par sa cellule elle-même que, d'après Vaillard et Rouget, le *Micrococcus prodigiosus* augmente la vitalité et l'énergie du bacille tétanique. Mais, pour ces expérimentateurs, cette influence favorisante ne s'exercerait que d'une manière indirecte : son rôle serait seulement d'attirer les phagocytes, d'absorber toute leur activité ; pendant ce temps s'effectuerait la germination des spores dangereuses.

Cette explication, Vaillard et Vincent la donnent « à titre d'hypothèse ». « Peut-être, ajoutent-ils, le mécanisme de l'action favorisante est-il plus complexe qu'il ne paraît tout de prime abord[2] ».

En effet, puisque les forces chimio-tactiques pous-

[1] Vaillard et Vincent. Contribution à l'étude du tétanos (*Annales de l'Institut Pasteur*, p. 31-32, 1891).

[2] Roger, On sait qu'habituellement les produits microbiens favorisent le développement des infections ; dans certains cas, cependant, comme l'ont établi divers expérimentateurs et surtout M. Bouchard, le résultat est inverse : les produits microbiens aident à la guérison de l'organisme infecté. En injectant à des lapins et à des cobayes du charbon bactéridien mélangé à

sent fortement les leucocytes vers les spores pures de bacille tétanique — et cela ressort clairement des expériences de Vaillard et Rouget, — comme aussi sans doute vers les cellules du *Micrococcus prodigiosus* il faudrait supposer, si l'on accepte l'hypothèse précédente, que les leucocytes sont tous accaparés par ces dernières; une telle prédilection ne semble-t-elle pas un peu problématique?

Pourquoi d'autres microbes, essentiellement pyogènes, le staphylocoque pyogène doré, le streptocoque, doués par conséquent d'un pouvoir chimiotactique positif intense vis-à-vis des leucocytes, n'ont-ils pu, dans les expériences de Vaillard et Rouget, préserver de la phagocytose les spores tétaniques? Pourquoi leur

des cultures stérilisées de *Bacillus prodigiosus*, j'ai obtenu des résultats assez inattendus; chez le lapin, le *Bacillus prodigiosus* a exercé une action thérapeutique, car, tandis que des animaux témoins inoculés avec le charbon seul ont succombé du deuxième au cinquième jour, les animaux qui recevaient en même temps le *prodigiosus* ont résisté ou sont morts plus tardivement. Au contraire, les cobayes qui ont reçu le mélange de charbon et de *Bacillus prodigiosus* ont présenté des œdèmes précoces fort étendus et ont succombé avant les témoins. Ainsi, la même association microbienne peut avoir des effets diamétralement opposés sur deux espèces animales différentes.

Ces faits présentent un certain intérêt, car ils tendent à ruiner toutes les hypothèses émises pour expliquer le mécanisme des associations microbiennes : invoquer une action sur les phagocytes, sur la diapédèse, une modification de chimiotactique, une influence des cultures stérilisées sur le microbe vivant, c'est donner une explication valable pour un cas, insoutenable pour l'autre... (*Semaine médicale*, p. 234, 1895).

association avec le bacille de Nicolaïer n'a-t-elle jamais pu produire le tétanos?

C'est là un point qui reste encore obscur dans l'hypothèse si séduisante au premier abord, par laquelle les deux savants expérimentateurs du Val-de-Grâce expliquent l'influence favorable du *Micrococcus prodigiosus* sur le bacille tétanique.

Ne pourrait-on pas admettre que l'association de ces deux microorganismes est une symbiose avec services rendus de part et d'autre?

Peut-être cette hypothèse lèverait toute difficulté d'interprétation. Si les spores tétaniques prospèrent à côté du *Micrococcus prodigiosus*, c'est parce que la présence de celui-ci crée des conditions de vie propice à leur développement. Il n'est pas impossible que, réunis, les deux microbes opposent aux phagocytes une résistance efficace, soit par leurs produits de sécrétion propres, dont l'énergie serait mutuellement renforcée, soit par la formation d'une substance issue de combinaisons chimiques entre ces produits de sécrétion, soit encore par l'élaboration en commun d'un produit nouveau, propre à paralyser les leucocytes et à permettre ainsi la production de la toxine tétanique.

Peut-être en effet arrivera-t-on à isoler dans les cultures mixtes du bacille tétanique et du *Micrococcus prodigiosus* cette substance toxique nouvelle, née de la symbiose des deux microbes : le fait n'aurait d'ailleurs rien qui puisse nous surprendre; il a été constaté il y a déjà longtemps par Nencki[1] à propos du bacille du

[1] Nencki, Ueber Mischculturen (*Centralblatt für Bacteriologie und Parasitenkunde*, 1892, p. 225).

charbon symptomatique et « d'un microcoque, anaérobie facultatif, qui décompose le sucre avec formation d'acide paralactique, acide dont le sel de zinc dévie à gauche la lumière polarisée ». Il a recherché exactement les produits de décomposition du sucre sous l'influence :

1° Du bacille du charbon symptomatique;

2° Du microcoque de l'acide paralactique;

3° De l'action combinée de ces deux microorganismes.

Les résultats obtenus sont les suivants :

1° Le bacille du charbon symptomatique, en culture sur une solution de sucre de raisin, produit de l'acide carbonique, de l'hydrogène, surtout de l'acide butyrique normal, puis de l'acide acétique et de l'acide lactique sans action sur la lumière polarisée;

2° Le microcoque de l'acide paralactique transforme la moitié du sucre en acide paralactique;

3° Un mélange des deux bacilles fait fermenter le sucre beaucoup plus vite que dans les deux premiers cas; après dix jours, 200 grammes de sucre avaient été complètement décomposés; et le liquide produit par la fermentation renfermait, outre les produits trouvés dans les expériences précédentes, une quantité considérable d'alcool butylique normal.

« L'expérience, ajoute M. Nencki, est intéressante en ce qu'elle montre que, par l'action simultanée des deux microbes sur la même substance, il naît un produit nouveau, que ne pouvait former aucun des microbes, à lui tout seul.

« Plusieurs cas d'infection mixte sont décrits dans

la littérature ; mais on n'a pas remarqué que, dans les cultures mixtes, les produits de décomposition d'un même milieu peuvent différer, non seulement quantitativement, mais qualitativement.

« Le bacille du choléra ne suffit pas pour développer un choléra typique, même avec des adjuvants héroïques : opium, injection de soude, splénectomie, et on n'est pas loin d'admettre qu'il a aussi besoin d'un autre microbe qui lui aide à produire sa toxine, tout comme dans notre expérience, le bacille du charbon symptomatique aide le microbe de l'acide paralactique à former de l'alcool butylique. »

Si l'on pouvait découvrir dans les cultures mixtes de bacille de Nicolaïer et de *Micrococcus prodigiosus*, ce produit commun de sécrétion, doué d'une virulence assez forte pour repousser l'attaque phagocytaire, les liens de cette association microbienne seraient singulièrement resserrés. L'élaboration d'une seule et même substance, utile à l'un des associés, peut-être même à tous les deux, alors que chacun, pris séparément est incapable de former cette substance, ne semble-t-elle pas indiquer qu'il n'y a pas simplement juxtaposition de deux organismes, mais concours de chacun à un même travail? Cette notion rapprocherait beaucoup une telle association des vraies symbioses.

Ici cependant la symbiose n'est pas parfaite ; elle n'a pas ce caractère de nécessité qui est le propre des symbioses telles que les comprennent les botanistes ; les deux êtres ne sont pas fusionnés. Il y a bien loin, au point de vue morphologique, entre un lichen par exemple, être unique formé par la fusion de deux êtres distincts, et l'union purement fonctionnelle des deux microbes synergiques; cependant, les avantages que cette union leur procure sont si frappants qu'on ne peut s'empêcher de rapprocher leur association de celles, plus intimes, auxquelles on réserve en botanique le nom de symbioses.

CHAPITRE III

STREPTO-DIPHTÉRIE

Plus encore que le bacille du tétanos, l'agent animé qui produit la diphtérie, le bacille de Lœffler, possède la faculté de s'adapter aux conditions de vie commune avec d'autres microbes ; il sait pourtant vivre tout seul, mais il faut croire que la vie lui est beaucoup plus facile à côté d'espèces différentes, puisqu'on le rencontre très rarement isolé.

C'est depuis les travaux, publiés par Roux et Yersin dans les Annales de l'Institut Pasteur, qu'on connaît le rôle considérable des associations microbiennes dans la diphtérie ; il était d'ailleurs à prévoir que le bacille de Lœffler, appelé à végéter et à produire ses toxines près d'une cavité telle que la bouche où cultivent normalement un grand nombre d'espèces bactériennes, devait s'adapter fatalement aux conditions de concurrence vitale que ce voisinage lui impose.

Or, il est un hôte normal de la bouche avec lequel le bacille de Lœffler vit en très bonne intelligence : c'est le streptocoque.

Qu'arrive-t-il lorsque ces deux microbes s'associent ? Et d'abord, quelle est la fréquence de cette association ?

Une statistique de Roger[1] nous renseignera sur ce point. Elle porte sur 31 observations d'angines diphtériques ; pour ces 31 malades Roger a pratiqué 31 cultures sur sérum, autant sur gélose et 20 examens directs.

Eh bien, les cultures sur sérum ont fourni dans 19 cas du bacille de Lœffler seul, et dans tous les autres cas, soit 12 fois, du bacille de Lœffler associé à d'autres microbes.

Le streptocoque, dans ces cultures sur sérum, ne fut trouvé que 2 fois, et il était une fois accompagné de tétracoques.

Rappelons, en passant, que le streptocoque végète assez mal sur sérum.

Sur gélose, les cultures donnèrent dans 3 cas du bacille de Lœffler pur, et dans 13 du bacille de Lœffler associé. Dans ces 13 cas, le streptocoque fut trouvé 5 fois; 3 où l'association strepto-lœfflérienne était pure, et 2 où le streptocoque n'était pas le seul compagnon du bacille diphtérique ; à côté de lui se trouvaient des microbes divers (staphylocoques, tétracoques, microcoques).

Dans les 15 autres cas on ne trouva pas de Lœffler, mais comme les cultures comparatives sur sérum avaient révélé sa présence, elle ne pouvait être mise en doute ; or, sur ces 15 cas, il y en avait 10 à streptocoques dont 1 à streptocoque seul et 9 à streptocoques associés à des espèces diverses (streptocoques, microcoques, bâtonnets, oïdium, etc.).

[1] Roger, *les Maladies infectieuses*, Paris, 1902, (p. 214 et suiv.

Au total, les cultures sur gélose ont donné les résultats suivants :

Sur 31 cas d'angine diphtérique :

3 avaient été provoqués par du bacille de Lœffler pur ; et 15 par l'association strepto-diphtérique, avec ou sans coexistence de microbes accessoires, ce qui donne une moyenne de 48,3 o/o des cas pour l'association strepto-diphtérique, et de 9,6 o/o seulement pour le bacille de Lœffler pur; en somme, l'angine diphtérique pure serait, d'après ces données, 5 fois plus fréquente que l'angine provoquée par les deux microbes réunis.

Non moins significative est une statistique de Ranke, professeur de clinique infantile à Munich, communiquée par lui en septembre 1895 au Congrès de Lübeck :

Sur un total de 184 angines diphtériques il a trouvé 153 fois le Lœffler associé au streptocoque (soit 83,2 o/o et 18 fois le Lœffler pur (soit 9,2 o/o). l'angine mixte serait donc, pour Ranke, 9 fois plus fréquente que l'angine diphtérique sans association.

Enfin, d'après un travail récent de Prip [1], la proportion de l'association strepto-lœfflérienne atteindrait le chiffre de 75 o/o des cas d'angines diphtériques.

Puisque le bacille de Lœffler est si souvent associé à 'autres microorganismes, on peut, comme le fait remarquer fort judicieusement Roger, se poser à propos

[1] Prip (H.), *Studier of Blandingsinfection ved Difteri* (Diss., openhague, 1900).

de la diphtérie la question qu'on se pose à propos du tétanos ; le bacille de Lœffler est-il capable de se développer seul ? Ne faut-il pas plutôt qu'il soit aidé par des bactéries banales, des pyogènes habituels de la gorge, qui lui préparent le terrain ?

In vitro, il est possible d'obtenir des cultures pures de bacille diphtérique ; point n'est besoin pour le faire végéter, de lui adjoindre une autre espèce microbienne.

In vivo, il est démontré que dans certaines conditions (par exemple sur une muqueuse excoriée) le bacille de Lœffler sait faire les fausses membranes caractéristiques de la diphtérie sans emprunter le secours d'autres microbes ; mais il est aussi admis par tout le monde que l'infection diphtérique présente des caractères bien différents, suivant qu'elle est pure ou associée ; il existe même une forme clinique toute spéciale d'angine diphtérique, qui correspond à l'infection mixte par le streptocoque associé au bacille de Lœffler. Cette forme est assez différente de la diphtérie typique pour pouvoir en être séparée ; elle a été décrite en 1897, par Sevestre et Martin sous le nom de strepto-diphtérie [1].

Il est facile de se convaincre en lisant leur description que la strepto-diphtérie mérite d'être individualisée et d'occuper dans la pathologie une place bien à part ; elle a un aspect qui rappelle, il est vrai, celui de

[1] Grancher, Comby et Marfan, *Traité des maladies de l'enfance*, Paris, 1897 (art. DIPHTÉRIE par MM. Sevestre et L. Martin).

la diphtérie ordinaire ; mais elle s'en distingue par des caractères si nettement tranchés qu'il est en général possible de la reconnaître, rien qu'à son allure clinique, et de lui assigner sa véritable cause, l'association strepto-lœfflérienne, sans faire l'examen bactériologique des fausses membranes où se trouve toujours d'ailleurs la signature de son étiologie complexe. Aussi, loin de faire de la strepto-diphtérie une forme de la diphtérie ordinaire, Sevestre et Martin tendent-ils, à juste titre, à l'isoler comme une entité morbide spéciale.

Il ne serait pas inutile de rappeler ici le tableau qu'il en donnent, ou du moins d'en indiquer les principaux traits; mais il nous semble préférable de reproduire celui de Barbier[1], qui a l'avantage d'établir avec une grande concision un parallèle entre l'angine diphtérique pure, qu'il appelle angine toxique, et l'angine diphtérique associée à laquelle il donne le nom d'angine diphtérique-streptococcique (c'est l'angine strepto-diphtérique de Sevestre et Martin).

Angine toxique. — Mal de gorge souvent nul ; cette première phase de la maladie, latente, risque le plus souvent de passer inaperçue dans certains milieux sociaux ; d'autant qu'il n'y a, le plus souvent, ni fièvre, ni mal de tête, ni courbature. L'enfant est un peu moins en train, un peu grognon, et c'est tout.

A l'examen de la gorge : fausses membranes typiques, blanches, s'enlevant plus ou moins facilement en lambeaux.

[1] Barbier (H.), De quelques associations microbiennes dans la diphtérie *(Arch. de méd. expér. et d'anat. pathol.*, 1891, p. 372 et suiv.)

Muqueuse presque normale, ni rouge, ni gonflée.

Adénopathie absente ou à peine appréciable.

La propagation au larynx est fréquente, souvent à distance, et ce sont les symptômes de croup qui mettent parfois sur la voie du diagnostic.

L'avenir de ces malades, si le type reste pur, est également caractéristique.

C'est chez eux qu'on observe la diphtérie bronchique, avec rejet par la canule, de fausses membranes tubulées, et à laquelle ils succombent souvent, par asphyxie pure et simple.

Ils ont du coryza, mais c'est du coryza couenneux, dans toute l'acception du terme, avec *enchifrènement sans jetage.* C'est la fausse membrane qui, diminuant ou supprimant l'entrée de l'air, détermine la gêne ou l'arrêt respiratoire par le nez.

La mort survient par asphyxie causée par la diphtérie bronchique ; la canule à aucun moment ne laisse s'écouler de pus ou de muco-pus ; elle est sèche ou bien ce sont des accidents nerveux, à brève ou à longue échéance : syncope, paralysie, qui terminent la maladie : mort par intoxication.

La guérison survient-elle? Les malades gardent une anémie plus ou moins marquée, et restent exposés aux accidents nerveux d'ordre paralytique qui surviennent dans la convalescence...

L'examen bactériologique de la fausse membrane donne des cultures pures du bacille de Lœffler, associé ou non à des microbes de l'air, inconstants et variables.

Angine diphtérique-streptococcique. — Au point de vue de la microbiologie, c'est une forme où pullulent, il est vrai, dans la gorge, des microorganismes nombreux, mais au milieu desquels on retrouve d'une façon constante le streptocoque β et le bacille diphtérique.

Voici quels sont les caractères de cette forme infectieuse qu'on pourra opposer terme par terme à ceux de l'angine toxique.

Aspect extérieur typique de la face et du cou, face pâle, bouffie ou cyanosée, teint plombé, peau luisante et quelquefois rosée au pourtour du nez et sur le nez lui-même, rougeur et excoriation de la lèvre supérieure au-dessous des narines.

Bouche ouverte, haleine horriblement fétide, quand les bactéries de la putréfaction ont envahi les exsudats, ce qui n'est pas rare.

Douleurs très vives à la déglutition; le malade se refuse à s'alimenter.

Gorge énormément tuméfiée; la muqueuse est rouge, sanieuse, saignante, boursouflée.

Fausses membranes parfois dissociées et absentes, ou bien épaisses et mollasses, putrilagineuses

Cou énorme, *proconsulaire*, cet état tient à la tuméfaction des ganglions qui sont comme noyés dans une infiltration œdémateuse du tissu cellulaire du cou.

Jetage abondant, séro-fibrineux, séro-sanguin, couleur jus de pipe, ou même complètement hémorragique. Son abondance est telle parfois que le liquide s'écoule goutte à goutte.

Marche de l'affection suraiguë, tuant le malade en quelques heures (vingt-quatre à trente-six heures) ou plus lente, et alors on peut voir survenir les complications propres au streptocoque...

Presque toujours l'urine renferme des flots d'albumine.

L'abattement du malade, ou plus souvent une agitation extrême, la fièvre, quelquefois des convulsions terminales sont les principaux phénomènes qu'on observe.

La guérison est rare dans les formes très infectieuses, convalescence longue. La gorge, le nez, le pourtour des narines restent longtemps rouges et excoriés; on observe dans la gorge des ulcérations douloureuses, grisâtres et, dans certains cas de véritables pertes de substance portant sur les piliers et le voile du palais.

Des complications ultérieures telles que adénites suppurées, phlegmons, etc., peuvent encore retarder la guérison et même amener la mort.

Comme on le voit par l'esquisse de Barbier, l'infection strepto-diphtérique est bien différente de la diphtérie pure ; de leur comparaison, il résulte non seulement que la première est beaucoup plus grave que la seconde, mais aussi que l'association du streptocoque avec le bacille de Lœffler imprime aux lésions causées par celui-ci une physionomie nouvelle. Pour que cette association produise ainsi sur l'organisme une série de réactions morbides à peu près constantes dans leur apparition, leur nombre et leur caractère spécial d'intense gravité, réactions d'ailleurs bien différentes de celles produites par chaque microbe séparément, n'est-il pas plausible d'admettre que ces deux microorganismes s'influencent réciproquement d'une façon favorable ? La présence de l'un doit augmenter la vitalité, l'activité et la virulence de l'autre ; en un mot, ils vivent bien mieux côte à côte que tout seuls. De là, à supposer qu'ils forment peut-être ensemble une symbiose, il n'y a pas loin.

N'est-ce pas là, du reste, l'hypothèse vers laquelle Sevestre et Martin semblent incliner, lorsqu'ils disent : « Il n'y a pas là simplement juxtaposition ni addition des symptômes de l'une et l'autre infection ; c'est une véritable association, qui semble déterminer pour chacun des microbes une exaltation de la virulence et de laquelle résulte une maladie à part [1]. »

Quel est le secret des modifications, avec synergie réciproque, subies par le streptocoque et par le bacille de Lœffler, lorsqu'ils vivent ensemble ?

[1] Grancher, Comby et Marfan, *Traité des maladies de l'enfance*, Paris 1897. (art. DIPHTÉRIE, par MM. Sevestre et L. Martin).

C'est pour élucider cette question que de nombreux expérimentateurs ont étudié les cultures mixtes de ces deux microbes. Il semble, en effet, que ces cultures soient aux cultures pures ce que la maladie associée est à la maladie simple ; elles consistent essentiellement à ensemencer les deux espèces microbiennes côte à côte sur un seul et même milieu nutritif, propre à la croissance de chacune. On compare le développement obtenu dans ces conditions avec celui qui s'effectue dans des tubes-témoins où les mêmes espèces microbiennes sont ensemencées séparément, et sur un milieu nutritif identique au premier.

Lorsqu'on ensemence une solution peptonée et sucrée[1] avec du bacille de Lœffler et du streptocoque, on observe que les colonies des deux microbes poussent plus vite et plus abondamment dans les cultures mixtes que dans les cultures pures, obtenues avec des microbes identiques, provenant par exemple de la même fausse membrane ou retirés du même pus, afin d'avoir des résultats comparables, en diminuant autant que possible les causes d'erreur.

Parallèlement à cette augmentation de vitalité, on observe une exaltation de la virulence, aussi bien pour le bacille de Lœffler que pour le streptocoque.

Tous ces faits ressortent des expériences de Hilbert[2] ; cet expérimentateur constate qne la croissance du bacille de Lœffler est favorablement influencée par la

[1] Von Schreider, Ueber Mischculturen von Streptokokken und Diphteriebacillen (*Centralbl. f. Bacter. u. Parasit.* 1892, p. 291).

[2] Hilbert (P.). *Deuts. Arch. f. klin. Med.*, LIX, 1898, p. 248.

présence du streptocoque ou par ses produits de mutations biochimiques (Stoffswechselprodukte). Des tubes de bouillon, ensemencés en même temps avec du streptocoque et du bacille diphtérique, montrent une végétation exubérante de ce dernier; dans tous les cas, sa croissance est bien moins abondante dans les tubes témoins.

Des essais d'infection pratiqués sur le cobaye avec ces cultures mixtes révèlent une exaltation indubitable de la virulence des bacilles diphtériques ; de même, les streptocoques injectés en même temps ont un pouvoir pathogène infiniment supérieur à celui des cultures pures ; celles-ci ne produisent chez le cobaye aucune réaction appréciable : en culture mixte, les streptocoques donnaient des abcès locaux et même des septicémies ; le pus de ces abcès et le sang de ces infections générales renfermaient d'ailleurs le streptocoque en abondance, et toutes ces lésions lui étaient parfaitement imputables.

Tous ces faits, vérifiés par un grand nombre d'autres expérimentateurs, tels que Roux et Yersin, Gibier, Bloch et Sommerfeld, von Schreider, Cantani, Métin, etc... confirment et expliquent ce que la clinique nous avait appris.

Si la diphtérie à streptocoques est beaucoup plus grave que la diphtérie à Lœffler seul, c'est parce que la symbiose des deux microbes accroît leur vitalité dans de très fortes proportions; si la strepto-diphtérie mérite, comme le veulent Barbier, Sevestre et Martin, une place à part dans les maladies infectieuses, c'est parce que la symbiose strepto-lœfflérienne donne naissance à des produits hypertoxiques, peut-être même à des substances solubles nouvelles, que ne saurait faire naître l'action isolée du streptocoque ou du bacille de Lœffler.

Nous pouvons répéter ici ce que nous avons déjà dit à propos du tétanos : l'hypothèse d'une symbiose fonctionnelle entre le bacille de Lœffler et le streptocoque nous semble très plausible et très propre à expliquer la constance des effets de leur vie en commun.

Comparée à la symbiose du tétanos, celle de la strepto-diphtérie présente cependant des caractères un peu différents ; elle paraît comporter une plus grande intimité.

Peut-être la première est-elle plus nécessaire au bacille tétanique[1] que la deuxième au bacille de

[1] Il est vrai qu'on peut donner le tétanos à un animal en lui injectant des spores pures dépouillées de toxine, sans l'aide d'un microorganisme associé, soit en pratiquant cette injection dans un tissu préalablement contusionné ou dans un foyer de fracture, soit en ajoutant aux spores une certaine quantité de triméthylamine ou d'acide lactique.

Mais dans ces diverses conditions, si les spores germent, c'est encore parce que l'épanchement sanguin dans le premier cas, les forces chimiotactiques négatives dans le second, annihilent l'action préservatrice de la phagocytose.

Ces conditions toutes spéciales ne se trouvent d'ailleurs réalisées que dans les laboratoires ; dans la nature, au sein d'une terre tétanigène, les spores tétaniques, si elles sont dépourvues de toxine péricellulaire, sont presque toujours accompagnées d'autres microorganismes. Ce n'est en effet, ni l'existence d'une plaie, ni son anfractuosité qui sont responsables de l'apparition du tétanos ; quant à l'acide lactique et la triméthylamine, leur

Lœffler; mais tandis que plusieurs espèces microbiennes peuvent aider le bacille de Nicolaïer à engendrer le tétanos, tout autre microorganisme que le streptocoque ne peut servir au bacille diphtérique à effectuer dans l'organisme cette série de modifications et de manifestations morbides, à laquelle on a donné le nom significatif de strepto-diphtérie,

Le bacille de Lœffler est donc plus exigeant que le bacille tétanique dans le choix de ses associés. Nous allons étudier maintenant des microbes qui semblent posséder à la fois les exigences du bacille de Lœffler et ce besoin de vivre en commun qui caractérisait le bacille tétanique. Tel est le cas des bacilles fusiformes et des spirilles découverts par Vincent dans les exsudats de l'angine ulcéro-membraneuse qui porte son nom.

présence dans les conditions ordinaires de l'infection tétanique doit être bien rare.

C'est donc bien aux symbioses microbiennes, qu'il faut attribuer les cas de tétanos, d'ailleurs assez rares aujourd'hui, qui suivent certains traumatismes.

CHAPITRE IV

L'ANGINE ULCÉRO-MEMBRANEUSE DE VINCENT

La symbiose microbienne qui produit l'angine ulcéro-membraneuse est un exemple frappant d'association à bénéfices réciproques tels que l'un des associés, le bacille fusiforme de Vincent, ne se rencontre presque jamais seul ; les avantages qu'il retire de l'association sont donc incontestables ; quant à l'autre, le spirille, c'est un hôte normal de la bouche où on ne le trouve jamais qu'associé à d'autres espèces microbiennes ; d'ailleurs est-ce avec ce spirille, saprophyte banal du tartre dentaire et des sécrétions buccales, que le bacille fusiforme s'unit d'habitude ? ou bien a-t-il une prédilection plus marquée pour une espèce particulière du genre spirille ? Les moyens d'investigation dont dispose actuellement l'analyse bactériologique n'ont pas permis jusqu'à ce jour de résoudre cette question.

Rappelons en quelques mots comment se présente l'angine ulcéro-membraneuse, décrite comme spécifique par Vincent, qui en 1896, établit le premier un rapprochement entre les agents pathogènes rencontrés par lui dans la pourriture d'hôpital et ceux qu'il trouva constamment « dans certaines angines diphtéroïdes [1] ».

[1] Vincent, *Annales de l'Institut Pasteur*, 1896.

Depuis cette époque les travaux se sont multipliés à ce sujet, appuyés sur un assez grand nombre d'observations cliniques et de recherches bactériologiques.

Vincent reprend la question en 1899 et fait paraître dans les *Annales de l'Institut Pasteur* une étude très complète du bacille fusiforme et du spirille qu'il put trouver dans tous les cas d'angine ulcéro-membraneuse soumis à son observation.

Sa description de l'angine a servi de type à toutes les descriptions ultérieures ; on n'y a presque rien ajouté ; la voici telle qu'elle parut en 1899 :

« Au début de la maladie, l'amygdale est recouverte d'un placard pseudo-membraneux blanchâtre ou grisâtre peu épais, pouvant être détaché par le raclage. Enlevée, la fausse membrane s'est reproduite le lendemain : elle repose très souvent, dès ce moment, sur une surface légèrement érodée. Vers le troisième ou le quatrième jour, la pseudo-membrane est plus épaisse, mais plus molle, bien qu'elle ne se laisse pas dissocier aisément dans l'eau.

A ce moment, l'affection peut suivre deux marches différentes. Dans sa forme la moins fréquente, la fausse membrane est cohérente. Elle repose sur une exulcération très superficielle de la muqueuse et ne tarde pas à se détacher par l'un de ses bords et à disparaître, déglutie ou rejetée par l'expuition. Le lendemain, on trouve à la même place une nouvelle fausse membrane plus mince, qui disparaît, à son tour, au bout de quelques jours. La fièvre dure deux ou trois jours et n'est jamais très élevée. Les ganglions sous-maxillaires sont tuméfiés.

Dans la deuxième forme de l'affection, il se développe d'une manière précoce, sous la fausse membrane, une sorte d'ulcère plus ou moins profond. L'exsudat est mou, grisâtre ou gris jaunâtre, d'apparence crayeuse et d'odeur fétide. Sous cet exsudat, la surface de l'ulcération est tomenteuse et saigne facilement. La muqueuse pharyngée avoisinante est rouge et œdématiée. La dysphagie est, parfois, très vive ; plus tard elle devient presque nulle. La fausse membrane peut envahir l'amygdale opposée et la luette. Cette variété s'accompagne d'adénite sous-maxillaire parfois prononcée. La fièvre ne dépasse guère 38° à 39°, et dure quelques jours, pendant lesquels le malade accuse de la courbature, de l'inappétence et un état saburral des premières voies.

L'amygdale se nettoie vers le huitième ou le dixième jour, en moyenne, et l'ulcération ne tarde pas à se cicatriser sous l'influence d'un traitement antiseptique local. Dans certains cas, l'affection est plus tenace ; elle peut durer plusieurs semaines sans fièvre et sans autre trouble fonctionnel qu'une dysphagie plus ou moins marquée. Nicolle a observé un cas dans lequel la durée a été de deux mois.

Il existe donc, au point de vue clinique, deux formes principales de la maladie, l'une diphtéroïde, dans laquelle la fausse membrane recouvre une ulcération insignifiante ou légère : cette variété est la moins commune et simule entièrement la diphtérie.

La seconde forme est primitivement diphtéroïde et secondairement ulcéro-membraneuse.

Ces deux variétés cliniques de l'angine correspondent à un processus bactériologique un peu différent : « le bacille pathogène est pur dans le premier cas, tandis que, dans le second, il est associé à une autre bactérie ».

Cette division clinique de l'angine en diphtéroïde et ulcéro-membraneuse proprement dite, avec flore différente dans les deux cas, ressort nettement des observations suivantes.

OBSERVATION I

(Niclot et Marotte, *Rev. de médecine*, 1901.)

M..., 14e escadron du train. Hôpital Desgenettes.

Service du médecin-major Bernard. Entré le 14 janvier 1900, sorti le 6 février.

Début le 15 janvier par du coryza, de la céphalalgie et de la courbature. Le 18, dysphagie accentuée avec tuméfaction de la région sous-maxillaire. Rougeur généralisée du pharynx ; pas de fièvre.

Examen. — Cette rougeur diffuse du palais, de la luette et des amygdales persiste encore ; on note en outre un état très défectueux de la denture ; de nombreuses molaires sont cariées ou entartrées, l'haleine est très fétide, la température normale.

25 janvier. — Les deux amygdales, très grosses, sont recouvertes, à leur partie supérieure, d'un exsudat blanchâtre qui s'étend de l'une à l'autre, encapuchonnant la luette et recouvrant aussi les piliers. L'exsudat est facilement enlevé et dissocié dans l'eau ; il laisse voir au-dessous de lui une surface rouge, sanguinolente, sans profondeur.

En somme, l'analogie avec la diphtérie est ici complète. Adénopathie rétro-maxillaire très légère.

A l'examen bactériologique *on ne trouve que des bacilles fusiformes sans spirilles.*

4 février. — Guérison complète en quelques jours par le traitement iodé.

OBSERVATION II

(Niclot et Mariotte, *Rev. de médecine,* 1901.)

M. X..., lieutenant. Hôpital Desgenettes. Service des officiers. Du 25 mars au 25 avril 1900.

Cet officier, qui a contracté la syphilis il y a six mois, entre actuellement à l'hôpital pour une plaque labiale ovalaire, à grand axe transversal, siégeant sur la partie médiane et inférieure de la lèvre supérieure et ressemblant, à s'y méprendre, à une plaque muqueuse, à tel point qu'on institue d'emblée le traitement spécifique, malgré l'absence de toute autre lésion similaire. Seules, les gencives supérieures sont le siège d'une congestion assez vive.

A noter que le malade abuse de la cigarette.

10 avril. — La plaque a doublé d'étendue, son pourtour est circonscrit par un liseré rougeâtre ; on essaye, non sans peine. l'ablation de la membrane. Celle-ci est épaisse, dure ; elle résiste à toute tentative de dissociation et, après arrachement, laisse apparaître une surface absolument plane, d'un rouge vif, que l'examen bactériologique montre, ainsi que la membrane, *riche en bacilles fusiformes seuls.*

On se borne à des applications, en permanence, de compresses trempées dans l'eau oxygénée, qui amènent une rapide guérison.

OBSERVATION III

(Niclot et Marotte, *Rev. de médecine,* 1901.)

R..., 99e régiment d'infanterie. Hôpital Desgenettes. Service de l'un de nous. Entré le 6 octobre 1900. Sorti le 24 octobre.

A noter seulement dans les antécédents une première atteinte de rhumatisme, il y a quelques années. Dents saines, peu entartrées, mais habitudes invétérées de fumeur.

A été pris brusquement d'un violent mal de gorge, le 4 octobre, avec mal de tête, courbature, inappétence absolue, sans fièvre toutefois.

Examen. — Ulcération typique, large et profonde, donnant asile à un magma putride, blanc jaunâtre, dont certaines parties sont dures et crient sous la pince.

Légère induration à la base; un seul ganglion sous-maxillaire.

Très peu de dysphagie.

Frottis. — *Fusiformes et spirilles en abondance*, presque à l'état pur.

Traitement. — Gargarismes boriqués. Chlorate de potasse à l'intérieur (4 grammes).

8 octobre. — Le fond de l'ulcération commence déjà à se combler par bourgeonnement...

21 octobre. — Les phénomènes douloureux ont complètement disparu. L'amygdale garde l'empreinte de l'ulcération récente.

24 octobre. — Guérison complète.

OBSERVATION IV

(Niclot et Marotte, *Rev. de médecine*, 1901.)

B..., 2e régiment de dragons. Hôpital Desgenettes. Service du médecin major Bernard.

Entré le 22 mars 1900. Sorti le 6 avril.

Ce malade entre pour une ulcération anfractueuse, entaillée à pic sur les bords, irrégulièrement répartie autour de la dernière grosse molaire inférieure droite, sur la branche montante de la mâchoire et sur la joue qu'elle creuse profondément. Un exsudat crémeux, épais, la recouvre et abrite une surface rouge, sanguinolente. Il y a des érosions multiples formant un liseré gingival saignant et surtout apparent au niveau des incisives qui sont ébranlées.

Haleine fétide, salivation exagérée, mastication gênée et douloureuse ; un ganglion sous-maxillaire ; pas de fièvre.

Au microscope, *préparation à l'état par de bacilles en navette et de spirilles nombreux.*

Traitement par les gargarismes boriqués et chloratés.

26 mars. — Les lésions restent identiques.

On prescrit l'eau oxygénée en gargarismes quatre fois par jour. Guérison le 6 avril.

Ces quatre observations, prises au hasard parmi beaucoup d'autres analogues, nous montrent la présence constante du bacille fusiforme aussi bien dans la stomatite ulcéro-membraneuse que dans l'angine de Vincent [1], et elles nous apprennent en outre que la division clinique de la maladie en deux formes distinctes, proposée par Vincent, est pleinement justifiée. En effet, à des lésions purement diphtéroïdes, caractérisées par une simple fausse membrane, sans ulcération profonde de la muqueuse, à peine érodée superficiellement, correspond une étiologie spéciale : le bacille fusiforme pur [2], et les cas où l'on observe ces ulcérations à bords élevés, taillés à pic, renfermant dans leur profondeur un magma putride, d'une fétidité toute particulière, sont aussi ceux où l'examen bactériologique révèle la symbiose du fusiforme avec le spirille.

[1] Pour l'unification de l'angine et de la stomatite ulcéro-membraneuses (v. thèse de Lesueur, Paris, 1900. *Recherches sur la stomatite ulcéro-membraneuse, l'angine ulcéro-membraneuse à bacilles fusiformes et spirilles et leur analogie).*

[2] C'est-à-dire mélangé à des microbes banaux de la bouche, streptocoques, pneumocoques, coli-bacilles, staphylocoques, leptothrix, etc..., mais sans spirilles.

Voilà donc encore deux microbes qui produisent, associés, des lésions nouvelles et bien différentes de celles qu'ils pourraient provoquer tout seuls. Que nous apprennent, en effet, les expériences de culture et d'inoculation, appliquées à ces microorganismes ?

1° *Pour le bacille fusiforme.* — Sa culture pure n'a pu être réalisée jusqu'à ce jour par aucun des nombreux bactériologistes qui l'ont essayée sur les milieux les plus divers.

Qu'il nous suffise de rappeler les résultats négatifs d'Abel, de Nicolle, de Lesueur, de Niclot et Marotte, de Vincent lui-même.

Si l'on accorde au fusiforme la compagnie d'autres bactéries, on observe au contraire qu'il cultive bien sur un assez grand nombre de milieux organiques, humains de préférence (Vincent[1]).

Les inoculations n'ont pu, par conséquent, être pratiquées qu'avec des associations de fusiformes et d'autres microbes ; entre les mains de Vincent[2] elles ont donné lieu à des abcès, des trajets fistuleux, des foyers de nécrose ulcéreuse où l'on retrouve, au milieu de bactéries étrangères, le bacille en fuseau en proportion abondante.

De ces expériences nous retiendrons que, jusqu'à nouvel ordre, le bacille fusiforme ne peut pas vivre seul ; qu'il ne peut se développer qu'en compagnie d'autres espèces bactériennes.

2° *Pour le spirille.* — Mêmes résultats que pour le

[1] Vincent, *Mémoires de la Société de Biologie*, 1901, p. 30.
[2] *Ibid.*

bacille fusiforme : impossibilité d'obtenir des cultures pures malgré de nombreux essais sur toutes sortes de milieux, soit en présence de l'air, soit en anaérobie [1] ; possibilité au contraire de les cultiver avec d'autres microbes sur certains milieux, tels que le mélange à parties égales de bouillon et de liquide pleurétique (Niclot et Marotte, *Revue de Médecine*, 1901).

Quant aux inoculations de spirilles associés à d'autres microbes, elles sont constamment restées sans résultat.

Mais alors, dira-t-on, devant tant d'insuccès, soit en cultures, soit en inoculations, de quel droit peut-on affirmer le rôle pathogène de l'association décrite par Vincent dans l'angine ulcéro-membraneuse ?

Ce droit, si nous ne le possédons pas d'une façon absolue, nous est du moins conféré par des présomptions si fortes que personne ne songe à le contester[2].

Nous pouvons donc considérer le rôle pathogène de

[1] Les spirilles auraient été cultivés en culture pure par M. Netter (de Nancy) *(Comptes rendus de l'Académie des Sciences*, 1871. p. 246, 330, 782).

M. Netter aurait réussi à obtenir une culture pure de spirilles en les ensemençant sur de la sérosité d'ascite ou de pleurésie préalablement défibrinée et maintenue à l'étuve à 38°. Il constate alors que ces microorganismes se multipliaient, devenaient plus larges et moins flexueux. Mais à mesure que la nouvelle colonie microbienne s'étendait, le liquide en était très fortement troublé et ne tardait pas à exhaler une odeur infecte; un lapin inoculé avec ces cultures ne présenta aucune lésion. « Il est permis de penser, d'après cette description, dit M. Lesueur (thèse de Paris, 1900, p 75-76) que les cultures obtenues étaient impures et contenaient non les spirilles (incultivables jusqu'à ce jour), mais des microbes de la putréfaction ».

[2] Thèse de Lesueur, Paris 1900, p. 79-80.

l'association du fusiforme avec le spirille comme un fait acquis, appuyé par les données de la clinique et par les découvertes bactériologiques.

Cette symbiose nous semble être encore plus intime que les précédentes : nous avons affaire ici à deux microbes qui sont obligés, pour vivre, de rechercher le voisinage d'autres espèces bactériennes ; s'ils peuvent se rencontrer, ils entrent en symbiose, ils se multiplient activement, et, si cette rencontre s'effectue sur une muqueuse vivante, leur prolifération intense, quelquefois colossale, s'accompagne d'une notable augmentation de virulence, au point d'entraîner chez l'hôte qui les héberge une série de réactions morbides assez constantes, assez bien caractérisées pour pouvoir être réunies sous une seule et même rubrique : l'angine et la stomatite ulcéro-membraneuse ou, qu'on veuille bien nous permettre ce néologisme : la spirillo-bacillose de Vincent.

De même que pour le tétanos, de même que pour la strepto-diphtérie, nous considérons cette symbiose spirillo-bacillaire comme près de réaliser le type de la symbiose botanique.

Si l'unité morphologique n'est pas encore formée, l'intimité physiologique est du moins incontestable.

Un pas de plus et nous allons nous trouver en présence de la symbiose idéale, où l'unité fonctionnelle est assurée par la fusion des deux organismes ; l'union libre devient un mariage ; un champignon confond sa substance avec celle d'une algue pour former un lichen. Ce pas, nous allons le franchir avec le parasite de l'actinomycose.

CHAPITRE V

L'ACTINOMYCOSE

Si tous les auteurs s'entendent aujourd'hui pour reconnaître la nature parasitaire des lésions actinomycosiques, rien n'est plus discuté que la biologie du parasite lui-même ; on n'est pas encore d'accord sur sa nature, sur la signification de ses diverses parties constituantes, enfin sur la place qu'il doit occuper dans la classification botanique.

Rappelons brièvement comment se présente ce parasite et quelles sont les opinions les plus généralement admises à son égard.

Un grain actinomycosique examiné à un fort grossissement, après étalement préalable entre deux lames de verre et coloration par l'orcéine ou quelques autres réactifs (hématoxyline, rouge soudan n° 3, safranine, bleu de tournesol, etc.) présente à considérer deux zones à peu près concentriques et assez nettement délimitées : une zone centrale constituée par un épais et irrégulier feutrage de filaments enchevêtrés en un réseau serré, et une zone périphérique composée d'éléments en forme de massues ou de doigts allongés dans le sens radiaire (d'où le nom d'actinomyces ; de ἀκτίς = rayon, et μύκης = champignon) et pressés les uns contre les autres.

On a donné au feutrage le nom de mycélium ou filaments mycéliens, par comparaison avec les productions analogues qui forment l'appareil végétatif des champignons.

Quant aux éléments digitiformes de la zone périphérique, on les a appelés, faute de mieux, des massues.

Notons que les massues sont difficiles à colorer, et que les réactions colorantes du mycélium ne leur sont pas applicables.

La structure intime des filaments mycéliens est mal connue. Sont-ils cloisonnés comme le voulait le botaniste Harz ? On ne saurait dire d'une façon certaine si ce cloisonnement, que n'ont jamais observé ni Ponfick, ni Johne[1], ni Firket[2], existe réellement. Ce qu'on peut affirmer, c'est leur dichotomisation, constatée par Boström[3] et, après lui, par tous les observateurs, et donnée même par Dor[4] comme un caractère distinctif presque absolu de l'actinomyces.

Quant aux massues, on sait peu de choses sur leur constitution : Firket et Israël ayant quelquefois aperçu un double contour, admettent qu'elles ont une membrane d'enveloppe souvent recroquevillée sur elle-

[1] Johne, Die Actynomicose oder Strahlenpilzenkrankung, eine neue infection Krankheit *(Deutsche Zeitschr. Thiermedicin*, 1881).

[2] Firket, De l'actinomycose de l'homme et des animaux *(Rev. de Méd.*, avril 1884).

[3] Boström, Untersuchungen über die Actinomycosis des Menschen *(Beiträge z. pathol. Anat. u. z. allg. Pathol.* IX, I, 1890).

[4] Dor, l'Actinomycose *Presse Médicale*, 16 septembre 1903).

même, qui ne serait que le résultat d'une condensation pathologique des couches périphériques du renflement.

D'après Boström, les plus petites massues auraient une structure homogène ; sur les grandes, on pourrait observer une striation concentrique, autour d'un filament qui est en rapport de continuité avec le réseau mycélien central.

Ceci nous amène à parler des relations que le filament du feutrage central affecte avec les massues. Sur ce point, les descriptions des divers auteurs sont unanimes à admettre que chaque massue est pénétrée, sur la plus grande partie de sa longueur, par l'extrémité libre d'un filament mycélien ; elle est comme embrochée par lui et semble lui former une sorte d'étui ou de gaîne protectrice.

Quelle est donc la signification de ces deux éléments du grain actinomycosique ?

Les filaments sont considérés par la plupart des auteurs comme l'élément le plus important de l'actinomyces ; c'est l'actinomyces lui-même, tel qu'il se présente en voie de végétation et de prolifération active. Pour la majorité des auteurs, le parasite de l'actinomycose est donc un être, sans doute un végétal inférieur, de forme allongée, possédant une tendance caractéristique à se diviser et à proliférer par dichotomie.

Mais à quoi correspond alors la fragmentation fibrillaire signalée par Boström ?

Boström lui avait attribué la valeur d'un phénomène de germination, destiné à reproduire le parasite par formation de spores.

Sauvageau et Radais[1] ont adopté cette manière de voir en la complétant : pour eux certains filaments sont des organes purement végétatifs ; d'autres seraient, au contraire adaptés à cette fragmentation de leur substance qui produit les spores ; seuls ces filaments mériteraient le nom d'organes fructificateurs.

Telle est la signification des filaments mycéliens.

Que sont les massues ?

Ici, on en est réduit aux conjectures.

Pour les uns, les plus nombreux, ce sont « des formes de dégénérescence hyaline de l'exoplasme, qui se développent au bout d'un certain temps sous l'influence de la défense cellulaire. »[2] Dans cette hypothèse, une massue représente un élément mort, une sorte de coque produite par la mortification des couches extérieures d'un filament mycélien ; elle serait l'équivalent ou tout au moins l'analogue de la cutine ou du suber chez d'autres végétaux, des couches cornées de l'épiderme chez les animaux supérieurs.

Pour les autres, les massues seraient peut-être des éléments actifs.

Cette dernière hypothèse a, pour nous, plus de chances de véracité que la précédente.

Avec M. Dor nous pensons qu'une massue n'est pas un élément dégénéré ; c'est un être nouveau qui s'unit par symbiose avec le filament mycélien différent de lui.

Un certain nombre d'arguments infirment en effet la première hypothèse.

[1] Sauvageau et Radais, sur le genre Oospora *(Annales de l'Institut Pasteur,* 1892).

[2] Courmont (J.), *Précis de bactériologie*, Paris, 1903.

D'abord l'impossibilité d'expliquer certains faits si l'on admet que les massues sont des formes de dégénérescence :

Ainsi, on a souvent observé que, dans les vieux grains, le feutrage central a subi la dégénérescence vitreuse. Or, dans ce cas, que sont devenues les massues ? Elles ont seules persisté, sans présenter aucun phénomène pathologique de morcellement ou de dissociation ; il est bien évident que cette survivance serait absolument inadmissible de la part d'un élément dégé néré.

Si l'on suppose, au contraire, que les massues sont formées de deux êtres différents, il n'est pas difficile de concevoir que là où l'un des deux meurt, l'association avec un autre peut permettre aux deux réunis de résister plus longtemps.

De plus, si les massues sont des filaments dégénérés, on doit pouvoir observer les diverses phases de cette dégénérescence ; or, c'est ce qu'on ne voit jamais, ni dans les cultures, ni dans les grains extraits du pus actinomycosique ; on ne connaît pas de formes de transition entre les deux éléments constitutifs d'un grain.

Enfin, il est un dernier argument, dont on appréciera facilement toute la portée ; M. Dor l'a tiré d'un travail publié par van Niessen dans le volume CL des archives de Virchow.

« Cet auteur, dit M. Dor[1], a osé déclarer que tous ceux qui avaient prétendu cultiver l'actinomyces n'avaient pas eu de véritables cultures de ces parasites ; et

[1] Dor, l'Actinomycose (*Revue médicale*, 1903).

cet auteur qui parle ainsi connaît parfaitement les travaux d'Israël, de Johne, de Boström, de Kichensky, de Domec et de Sauvageau... Depuis le travail de Niessen, il a paru tout dernièrement un travail plus important encore, celui de Neukirch (de Mulhouse), intitulé : *Ueber die Strahlenpilze* (Strasbourg, L. Beust, 1902) qui confirme à tel point les conclusions de Niessen, que je crois que l'on ne peut plus considérer comme fantaisiste la description un peu nouvelle que donnent ces deux auteurs...

D'après les descriptions et les planches de ces deux auteurs on parviendrait à cultiver un parasite ayant tous les caractères des massues isolées... Les soi-disant massues que l'on aurait vues dans les cultures faites jusqu'à ce jour ne seraient que des renflements particuliers au groupe Oospora et n'auraient qu'une ressemblance très lointaine avec les massues de l'actinomycose. Au contraire, dans les cultures de Niessen et de Neukirch on ne voit que des massues et des formes qui rappellent ces productions, mais rien qui rappelle de loin ou de près l'Oospora d'Israël, de Domec, de Sauvageau, ni les cultures que j'ai faites moi-même sur des grains d'orge, de blé et d'avoine, et qui se trouvent reproduites dans le *Traité de l'actinomycose* de MM. Poncet et Bérard.

Le procédé de culture est aussi tout différent de celui qui a été employé jusqu'à ces auteurs, au moins en ce qui concerne Niessen qui a recours à des solutions sucrées et à des macérations de moût de bière, alors que Neukirch se contente d'agar glycériné... »

En somme, les deux travaux dont nous venons de

reproduire le résumé, d'après M. Dor, tendent à établir que le parasite de l'actinomycose est un organisme en massue ; l'actinomyces ne serait autre que la massue elle-même ; quant au mycélium, d'après les auteurs allemands, qui n'ont pas eu l'idée d'une symbiose, il ne se reproduirait pas dans les cultures et constituerait une forme abortive du parasite que l'on rencontre seulement dans l'organisme des individus atteints d'actinomycose ; ces travaux renversent complètement l'hypothèse d'après laquelle les massues ne seraient que des produits de mortification.

Mais s'ils détruisent d'une part cette hypothèse, d'autre part ces travaux suggèrent l'idée que l'actinomyces est peut-être une association de deux êtres symbiotiques.

En effet, puisque dans les cultures on reproduit soit le type mycélien, soit le type en massue, mais jamais les deux simultanément, il ne peut y avoir que deux hypothèses ; ou bien on a affaire à un parasite unique, à morphologie variable. et pouvant revêtir plusieurs aspects, ou bien on est en présence de deux espèces distinctes de parasites, qui prospèrent dans des milieux nutritifs différents, le même milieu convenant mal à leur végétation simultanée, lorsqu'il est favorable au développement de l'un des deux.

Quand ces deux parasites se rencontrent dans les tissus de l'homme ou des animaux, s'y trouvant dans des conditions biologiques défavorables à chacun en particulier, ils s'associent et se fusionnent pour mieux utiliser les matériaux organisés dont ils se nourrissent.

Cette hypothèse, qui nous paraît la plus vraisemblable, fait entrer l'actinomyces dans la grande famille des lichens.

N'est-ce pas, en effet, de la même manière que le lichen prend naissance ?

Un champignon, isolé, n'a pas beaucoup de chances de se développer, pour peu que le milieu extérieur s'y refuse ; manquant de chlorophylle, il ne saurait extraire de l'acide carbonique atmosphérique le carbone nécessaire à sa vie.

De même une algue, isolée sur un milieu sec, risque fort de dépérir, car il lui est impossible de vivre sans eau.

Si ce champignon et cette algue viennent à se rencontrer, ils s'unissent et s'entr'aident en se complétant l'un l'autre. Tel l'aveugle de Florian, offrant au paralytique son corps pour le porter et lui demandant en échange le secours de ses yeux pour le conduire, ainsi le champignon met son humidité et ses matières azotées au service de l'algue qui, en retour, lui partage ses hydrates de carbone.

Comme le dit Van Tieghem « on voit qu'il y a nutrition réciproque, le champignon puisant dans l'algue une partie des principes hydrocarbonés qu'elle produit sous l'influence de la lumière et de la chlorophylle et que lui-même est impuissant à former, l'algue prenant au champignon une partie des matières azotées et albuminoïdes qu'à l'aide de ces hydrates de carbone il sait créer plus rapidement qu'elle.

Dans cet échange, le bénéfice est assurément plus grand pour le champignon que pour l'algue ; mais si l'on ajoute que l'algue trouve en outre dans le champignon, à la fois un abri contre la sécheresse, la pluie et le vent, qui lui permet de se maintenir toute l'année sur les rochers, la terre et les écorces, et un support grâce auquel elle peut s'étaler en feuille ou se dresser en buisson, on comprendra que les avantages tendent à s'égaliser. L'union lichénique est donc bien une association à bénéfice réciproque, un ménage, une symbiose[1] ».

On peut concevoir le parasite de l'actinomycose comme un ménage où une algue, le filament dit mycélien s'unit à un champignon, la gaîne digitiforme de la massue; le filament pénètre cette gaîne et s'abrite au-dedans d'elle, tout comme les cellules de l'algue s'abritent dans le thalle du champignon. Ainsi unis, les deux êtres peuvent végéter dans un milieu où ils auraient péri séparément.

Un grain actinomycosique, avec son mycélium et ses massues, devient donc dans cette hypothèse un réseau d'algues dont les extrémités libres sont en symbiose avec certains champignons.

Une objection se présente aussitôt, que M. Dor n'a pas manqué de prévoir et de réfuter. « Vous allez me dire que ma supposition est bien élégante, mais que vraiment on ne comprendrait pas que toujours, il puisse se rencontrer un filament mycélien et un bourgeon d'une massue pour donner naissance à des associations telles que celles des lichens. Une semblable association semble possible dans la nature, mais impossible dans les conditions où se produit l'infection actinomycosique. »

[1] Van Tieghem, *Traité de Botanique*, 1891, p. 1161.

La réponse est facile ; c'est encore van Tieghem qui en fournit la substance : « La plupart des lichens, dit-il, se multiplient abondamment par des corpuscules particuliers appelés *sorédies*, où les deux thalles se trouvent représentés à la fois, de façon que, dès le début, la synthèse est toute faite... Dans les lichens non gélatineux, les sorédies se présentent à la surface du thalle comme une fine poussière... Dans les lichens gélatineux les sorédies sont remplacées par des excroissances locales du thalle, contenant à la fois des cellules d'algue et des filaments de champignon ; ces excroissances se détachent et s'accroissent ensuite en autant de thalles nouveaux[1]. »

Pour que l'actinomyces puisse germer dans un tissu vivant, il n'est donc pas nécessaire que s'effectue cette rencontre de l'algue et du champignon : il suffit que le tissu soit infecté par leurs sorédies, et l'on verra la germination de ces corpuscules amener des lésions contenant des grains typiques.

Comment pourrait-on vérifier la vérité de l'hypothèse si séduisante de M. Dor ?

Il faudrait répéter les expériences de Bonnier[2] sur la synthèse des lichens et celles de Môller[3] sur leur analyse.

Comme l'a fait Bonnier pour un grand nombre d'espèces de lichens, qu'il a reconstituées sous ses yeux, en cultivant des spores de champignons à côté de cel-

[1] Van Tieghem, *Traité de Botanique*, 1891, p. 1171

[2] Bonnier (O.), Recherches sur la synthèse des lichens *(Annales des sciences naturelles*, 1889.)

[3] Möller (A.), *Ueber die Cultur flechtenbildender Ascomyceten, ohne Algen* (Münster, 1887).

lules d'algues, il faudrait, avec des cultures pures de filaments mycéliens et des cultures pures de massues, analogues à celles obtenues récemment par van Niessen et Neukirch, faire des cultures mixtes et rechercher si les deux végétaux s'y associent, d'après le type bien connu des Lichens.

Ces expériences pourraient être complétées par des expériences d'analyse ; on cultiverait l'actinomyces sur divers milieux, les uns très favorables à la végétation du champignon, permettant l'élimination de l'algue devenue inutile ; les autres, nuisibles au champignon et favorables à l'algue, ne laissant subsister que celle-ci dans sa pureté. « Il est facile, dit van Tieghem, de détruire l'association lichénique et de faire reprendre à l'algue, avec sa liberté, sa forme ordinaire et son mode de végétation normal, tandis que le champignon disparaît.

L'immersion dans l'eau étant nuisible au champignon et au contraire favorable à l'algue, on réussit, de cette manière, à détruire les filaments et à rendre à l'algue son indépendance.

D'autre part, on a réussi, au moyen de solutions nutritives convenablement préparées, contenant notamment des hydrates de carbone, à obtenir le développement complet du thalle du champignon, en l'absence de l'algue, qui, dans les conditions ordinaires, vit en symbiose avec lui. Cette algue lui fournit les hydrates de carbone qui lui sont nécessaires ; si on les lui donne directement, il se passe d'elle[1]. »

Mais ces expériences d'analyse n'ont-elles pas été déjà reproduites pour l'actinomyces ?

[1] Van Tieghem, *Traité de botanique*, 1891, p. 1170.

Il nous semble qu'on pourrait interpréter ainsi les résultats si divergents obtenus par les expérimentateurs, résultats qui avaient plutôt obscurci qu'élucidé la biologie de l'actinomyces.

Ne savons-nous pas, en effet, que dans les cultures réalisées jusqu'à ces derniers temps, l'actinomyces se présentait sous la forme de filaments, comme une algue, se reproduisant par division dichotomique et aussi, sans doute, par sporulation; la présence de massues dans ces cultures n'a jamais été nettement constatée; elle est même improbable, comme van Niessen et Neukirch l'ont récemment soutenu.

D'un autre côté, ces deux derniers observateurs ont réussi à cultiver sur des milieux spéciaux, favorables aux champignons, des productions identiques aux massues, abstraction faite des filaments mycéliens qui les embrochent dans les grains du pus actinomycosique.

Avec M. Dor qui a donné, le premier, cette interprétation nouvelle, nous pensons que l'hypothèse d'un lichen est très propre à donner l'explication de ces contradictions apparentes entre les résultats des expériences des bactériologistes, et nous croyons, comme M. Dor, que « le temps n'est pas éloigné où l'on pourra dire, avec certitude, que l'actinomycose est produite par la végétation dans nos tissus d'un lichen ».

Cette hypothèse n'a pas seulement le mérite d'éclairer vivement la biologie de l'actinomyces et de clore toutes les discussions qui ont pris naissance, lorsqu'il s'est agi de déterminer sa place dans la classification botanique; elle permet encore de mieux comprendre ce groupe de maladies parasitaires auxquelles on a donné le nom de pseudo-actinomycoses : telles sont le Pied de Madura, déterminé par l'Oospara Maduræ; le Farcin du bœuf, causé par un autre Oospora, bien étudié par Nocard; la pseudo-actinomycose a grains jaunes de Mosetig, Poncet et Dor, la pseudo-actinomycose bacillaire de Sawtschenko, et l'actino-bacillose de M Lignières.

« Il suffit, dit en effet van Tieghem, d'un très petit nombre d'algues pour alimenter l'immense variété des lichens; aussi, la même algue se retrouve-t-elle dans les lichens les plus différents. .

« Par contre, des lichens très voisins peuvent renfermer des algues forts différentes. »

Il est donc permis de concevoir toutes ces pseudo actinomycoses comme causées par le développement, non pas de champignons rattachés au groupe Oospora, mais de lichens très voisins de l'actinomyces, n'en différant peut-être que par l'espèce de champignon associé à l'algue, plus constante.

Enfin, grâce à l'hypothèse de M. Dor, se trouveraient peut-être élucidés quelques points encore obscurs de la vie d'autres bacilles. Qui sait si l'on ne pourrait pas étendre cette hypothèse à certains microorganismes encapsulés? On n'est pas encore bien fixé sur la signification des capsules bactériennes ; peut-être jouent-elles un tout autre rôle que celui qu'on leur assigne généralement quand on leur attribue simplement la valeur d'un produit de dégénérescence de l'exoplasme.

Comme pour les massues de l'actinomyces, ces capsules pourraient bien avoir une importance beaucoup plus grande que celle d'un tissu mortifié.

RÉSUMÉ ET CONCLUSIONS

Arrivé au terme de cette modeste étude, nous croyons qu'il n'est pas inutile de nous résumer et de conclure.

Nous avons essayé de mettre en lumière le rôle des symbioses en pathologie ; nous avons montré à quel point, dans une association microbienne, les liens qui unissent les microbes peuvent être intimes, qu'il s'agisse du tétanos, de la strepto-diphtérie ou de l'angine de Vincent.

Il nous a paru que ces liens, purement fonctionnels dans ces trois cas, et de plus en plus resserrés quand on passe du tétanos à la strepto-diphtérie et de cette dernière à l'angine de Vincent, permettent de rapprocher certaines associations microbiennes des symbioses décrites par les botanistes.

Il nous aurait été, d'ailleurs, facile de multiplier les exemples, de citer encore le rôle des symbioses dans le charbon du lapin, la gangrène gazeuse, la pourriture d'hôpital, et bien d'autres maladies.

Il nous a semblé préférable de nous limiter à trois exemples typiques.

Puis nous avons étudié un dernier cas, l'actinomycose,

dans lequel deux êtres, au lieu de rester séparés, rapprochent et confondent leurs substances: avec M. Dor, qui en eut le premier la conception, nous avons émis et développé l'hypothèse que l'actinomyces doit être un lichen, c'est-à-dire une symbiose vraie.

Nous pensons donc que, contrairement à ce qu'on croyait hier encore, à ce que soutenait M. de Stœcklin[1], il n'est pas possible de refuser aux bactéries la faculté de former des symbioses.

A côté des microbes qui s'unissent au hasard des circonstances, sans affinité plus marquée pour tel ou tel autre ; à côté de ceux qui constituent des associations à liens assez lâches, il en est d'autres qui semblent se rechercher avec une prédilection toute particulière ; il est des espèces qui ne peuvent produire de lésions sans le secours d'autres espèces bien déterminées, toujours les mêmes ; c'est le cas du bacille fusiforme de Vincent et du spirille, son acolyte presque obligé.

Il en est d'autres, enfin, qui savent constituer une unité morphologique en rapport avec des exigences physiologiques communes, et le parasite de l'actinomycose formé par l'union d'un mycélium et de massues nous paraît être un exemple de ces symbioses vraies, le mycélium étant une algue, la massue un champignon, qui se sont associés pour faire un être unique, se reproduisant à la façon des lichens et ne pouvant être

[1] De Stœcklin, Recherches cliniques et expérimentales sur le rôle des levures trouvées dans les angines suspectes de diphtérie (*Arch. de méd. exp.*, 1898, n° 1, p. 20). « Nous ne connaissons pas en bactériologie de véritable symbiose. »

dissocié que par des cultures qui rendent tantôt impossible la vie de l'algue, tantôt celle du champignon, de sorte que l'on a tantôt une culture en filaments mycéliens, tantot une culture en amas bourgeonnants.

INDEX BIBLIOGRAPHIQUE

ABEL (R.), Zur Bacteriologie der Stomatitis und Angina ulcerosa *(Centralblatt für Bacter.*, 1898. Abth., I, XXIV).

AFANASSIEW, Ueber die klinische Microscopie und Bacteriologie der Actinomycosis *(Saint-Pétersburg med. Wochenschrift*, 1888).

ATHANASIU (A.), *l'Angine ulcéro-membraneuse aiguë à bacilles fusiformes de Vincent et spirilles chez les enfants* (th. Paris, 1900).

BARBIER (H.), De quelques associations microbiennes dans la diphtérie *(Archives de médecine expérimentale et d'anatomie pathologique*, 1891).

BAUMGARTEN, *Lehrbuch der Mykologie.*

BERNHEIM (J.) et POSPISCHILL (D.), Zur Klinik und Bacteriologie der Stomatitis ulcerosa *(Jahresbericht für Kinderheilkunde*, 1898).

BLOCH (W.) et SOMMERFELD, Beiträge zur Pathogenität des Lœffler-Bacillus *(Archiv. für Kinderheilk.*, XXVIII, 1900).

BONNIER, Recherches sur la synthèse des lichens *(Annales des sciences naturelles, botanique*, 1889, IX).

BOSTRÖM, Untersuchungen über die Actinomycosis des Menschen *(Beiträge z. pathol. Anat. und zur allg. Pathol.*, IX, I, 1890).

BUJWID, Ueber die Reinculturen des Actinomyces *(Centralbl. f. Bacter.*, 1889).

BURRI et STUTZER, Ueber einen interessanten Fall einer Mischcultur (*Centralbl. f. Bacter. und Paras.*, 1894, XVI, n° 20, p. 814).

CABADÉ, *Leçons sur les maladies microbiennes*, 1890.

CALVÉ, De la stomatite ulcéreuse (*Gaz. méd. de Nantes*, octobre 1898).

CHRÉTIEN (E.), De l'actinomycose humaine (*Semaine médicale*, 1895, p. 17-24).

COHN, *Biologische Untersuchungen über Bacterien* (1873-1875).

CORNIL et BABÈS, *Les Bactéries, et leur rôle dans l'étiologie, l'anatomie et l'histologie pathologiques des maladies infectieuses*, 1890).

COSTARD (J.), *De l'amygdalite ulcéro-membraneuse chancriforme à bacilles fusiformes et à spirilles ou maladie de Vincent* (th. Paris, 1900).

COURMONT (J.), Précis de Bactériologie, 1903).

COURMONT (J.), et M. DOYON, *Le Tétanos* (Paris, 1899).

DE BARY, *Vergleichende Anatomie und Biologie der Pilze*, 1884).

DOMEC, Contribution à l'étude de la morphologie de l'actinomyces (*Arch. méd. exp. et d'an. path.*, janvier 1892).

DOR, Actinomycose. Recherche du champignon rayonné. Ses caractères morphologiques et réactionnels dans les tissus (*Presse médicale*, 16 septembre 1903).

DOR et BÉRARD, Actinomycose expérimentale (*Comptes rendus des séances de la Société des sciences médicales de Lyon*, 1893, p. 41).

FIRKET, De l'actinomycose de l'homme et des animaux (*Revue de médecine*, avril 1884).

GALTIER (V.), Influences de certaines causes sur la réceptivité. Associations microbiennes (*Comptes rendus Ac. Sciences*, 1893, CXVII, p. 1098).

GIBIER, Description d'un procédé permettant d'obtenir une toxine diphtérique extra-toxique (*Comptes rendus de la Soc. de biol.*. 1897, p. 392).

GRANCHER, COMBY et MARFAN, *Traité des maladies de l'enfance* (Paris, 1897].

HARZ, Actinomyces bovis, ein neuer Schimmel in den Geweben des Rindes *(Jahresbericht d. Thierartzneischule zu München*, 1877-1878).

HÉRICOURT, Les associations microbiennes *(Revue de médecine*, 1887, p. 996).

HILBERT (P.), Ueber Wesen und Bedeutung der Mischinfection bei Diphterie *(Deut. Arch. f. klin. Med.*, 1898, LIX, p. 248).

— Die Rolle der Streptokokken bei der Diphterie *(Verhandlung der 16e Congress. f. innere Med. Wiesbaden*, 1899).

— Ueber die Steigerung der Giftproduktion der Diphteriebacillen bei Symbiose mit Streptokokken *(Zeitschrift für Hygien*, XXIX, p. 157, 1899).

JOHNE, Die Actinomycose oder Strahlenpilzerkrankung, eine neue Infectionskrankheit *(Deutsche Zeitschrift für Thiermedicin*, 1881).

KISCHENSKY, Ueber Actinomyces-Reinculturen *(Arch. f. exper. Pathol. und Pharm.*, 1889).

LANGHANS, Drei Fälle von Actinomycosis *(Corresp. Bl. f. Schweizer Arzte*, 1888).

LESUEUR (L.), *Recherches snr la stomatite ulcéro-membraneuse, l'angine ulcéro-membraneuse à bacilles fusiformes et à spirilles et leur analogie* (th. Paris, 1900).

V. LEYDEN et F. BLUMENTHAL, *Der Tetanus* (Specielle Pathologie, von Nothnagel, V, 2, Wien, 1900).

MACÉ (E.), *Traité pratique de bactériologie*, 1891.

MAC FADYEAN, The morphology of the actinomycete *(Brit. med. Journ.*, 1889).

MATHIEU, De l'actinomycose *(Revue des sciences médicales*, 1886).

MÉTIN, Le bacille de la diphtérie pullule-t-il dans les organes? *(Annales de l'Institut Pasteur*, 1898, p. 596).

NENCKI, Ueber Mischculturen *(Centralbl. f. Bacter. und Paras.*, 1892, p. 225).

NEUKIRCH, *Ueber die Strahlenpilze* (Strasbourg. L. Beust, 1902).

NICLOT et MAROTTE, L'angine et la stomatite à bacilles fusiformes de Vincent et à spirilles *(Revue de médecine*, 1901. p. 317-353).

PANOFF (A.), *Angine ulcéro-membraneuse chancriforme et ulcéro-membraneuse avec bacilles fusiformes de Vincent et spirilles* (th. Nancy, 1899).

PESINA et HONL, Beitrag. zur Kenntniss der associativen Wirkung der Bacterien *(Internat. klin. Rundshau*, 1894).

PONCET et BÉRARD, *Traité clinique de l'actinomycose humaine*, Paris, 1898.

PRIP (H.), *Studier of Blandingsinfection ved Difteri* (Diss. Copenhagen, 1900).

ROBIN, *Traité de microscopie*, 1871.

ROGER, Effets des associations microbiennes *(Soc. de Biol.*, 19 janvier 1889).

— *Comptes rendus de l'Acad. des Sc.*, 29 juillet, 1889).

— Contribution à l'étude expérimentale du charbon symptomatique *(Revue de méd.*, 1891, p. 170, 500).

— Bacillus prodigiosus et charbon *(Mém. de la Soc de Biol.*, 1895, p. 375)

— *les Maladies infectieuses*, 1902, t. I, p. 193.

ROSENTHAL (G.), Symbiose satellitique du strepto-bacille fusiforme, microbe anaérobie *(Mém. Soc. Biol.*, 1902, p. 322).

SALKOWSKI, Bemerkung zu der Mittheilung von Nencki : Ueber Mischculturen *(Centralbl. f. d. med. Wissensch.*, 1892, p. 305).

SAUVAGEAU et RADAIS, Sur le genre Oospora *(Annales de l'Institut Pasteur*, 1892).

V. SCHREIDER, Ueber Mischculturen von Streptokokken und Diphteriebacillen *(Centralbl. f. Bacter. und Paras.*, 1892, XII, p. 289).

V. Schreider, *Zur Lehre von den Mischinfectionen* (Inaug. Diss.). Saint-Pétersburg, 1893.

De Stœcklin (H.), Recherches sur la présence et le rôle des bacilles fusiformes de Vincent dans les angines banales et spécifiques (*Archives de méd. exp.*, 1900, p. 269).

— Recherches cliniques et expérimentales sur le rôle des levures trouvées dans les angines suspectes de diphtérie (*Arch. de méd. exp.*, 1898, n° 1, p. 1).

Vaillard et Rouget, Contribution à l'étude du tétanos (*Annales de l'Institut Pasteur*, 1892, p. 384).

— Note au sujet de l'étiologie du tétanos (*Annales de l'Institut Pasteur*, 1893, p. 755).

Vaillard et Vincent, Contribution à l'étude du tétanos (*Annales de l'Institut Pasteur*, 1891, p. 31-33).

Van Niessen, Die Actinomyces. Reincultur. (*Virchow's Archiv.*, 1897, CL, 482).

Van Tieghem, *Traité de botanique*, 1891.

Vincent, sur l'étiologie et sur les lésions anatomo-pathologiques de la pourriture d'hôpital (*Annales de l'Institut Pasteur*. 1896. p. 488).

— Sur une forme particulière d'angine diphtéroïde (*Soc. méd. des hôp.*, 11 mars 1898).

— Angine de Vincent (*Presse médicale*, 1901, p. 411).

— Cas prolongé d'angine à bacilles fusiformes et spirilles (*Soc. méd. hôp.*, 1901. p. 79).

— Sur la culture et l'inoculation du bacille fusiforme (*Soc. Biol*, 1901, p. 339).

TABLE DES MATIÈRES

Lyon. — Imp. A. REY, 4, rue Gentil. — 34539

www.ingramcontent.com/pod-product-compliance
Ingram Content Group UK Ltd.
Pitfield, Milton Keynes, MK11 3LW, UK
UKHW021214230726
13926UKWH00003B/1016

9 782014 06210